PETIT TRÉSOR

DE PIÈCES RARES ET CURIEUSES

ILE-DE-FRANCE, CHAMPAGNE, BRIE, GATINAIS ET SENONAIS

NICOLAS TRONCHON

BIENFAITEUR DE LA VILLE

DE MEAUX

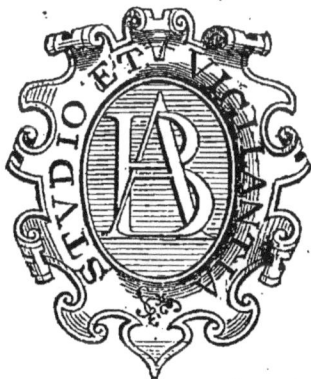

MEAUX

A. LE BLONDEL

Libraire de la Société d'Archéologie de Seine-et-Marne.

1878

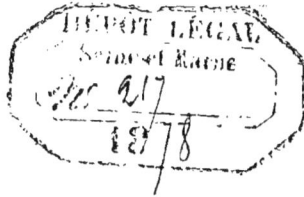

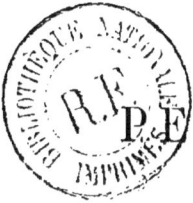

PETIT TRÉSOR

DE

PIÈCES RARES ET CURIEUSES

ILE-DE-FRANCE, CHAMPAGNE, BRIE,

GATINAIS et SENONAIS

TIRAGE :

300 exemplaires sur papier mécan. (n°s 51 à 350).
50 — — de Hollande (n°s 1 à 50).

N°

NICOLAS TRONCHON

CULTIVATEUR

Né à MARCILLY (Seine-et-Marne)

LE 15 JUIN 1759

BIENFAITEUR DE LA VILLE

DE MEAUX

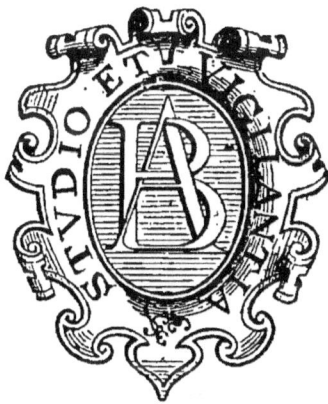

MEAUX

A. LE BLONDEL

Libraire de la Société d'Archéologie de Seine-et-Marne

—

1878

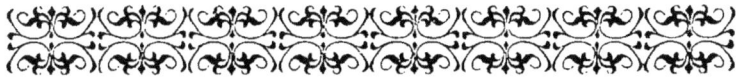

AVIS DE L'ÉDITEUR

Sous le titre imprimé en tête de cette plaquette, j'ai l'intention de publier une suite de documents historiques et littéraires, les uns inédits, les autres devenus rares et pour ainsi dire introuvables, en raison de leur ancienneté ou de leur tirage restreint.

Je crois rendre un véritable service aux archéologues, aux amis de notre histoire locale, aux curieux et aux chercheurs, en entreprenant cette publication ; mais je me hâte d'ajouter que je compte sur leur concours pour me signaler les pièces curieuses qui échapperaient à mes investigations. Il existe déjà des Recueils analogues à celui que je commence aujourd'hui. Publiés sous des formes diverses et en différents endroits, ils n'ont pas cette homogénéité de format, de caractères, de papier, que recherchent les collectionneurs.

D'un autre côté, les éditeurs qui se sont occupés de ce genre de publication n'ont réimprimé que les documents rares concernant plus particulièrement un certain rayon de la province qu' ls habitent.

Dans mon Petit Trésor, les différentes plaquettes qui se succèderont auront un format uniforme, et leur exécution sera assez soi-

gnée pour plaire aux bibliophiles. De plus le titre que j'ai adopté me permet de m'étendre et d'intéresser à cette publication les amateurs disséminés sur toute l'étendue du territoire que comprenait l'ancienne province de Champagne.

Le champ est vaste, je le sais ; il ne m'effraie pourtant pas, car je suis convaincu que le zèle et la bienveillance des curieux et des chercheurs me viendront en aide.

J'inaugure la série de mes publications par une pièce historique qui honore la grande famille agricole de France tout entière ; le fait qu'elle rappelle d'ailleurs intéresse tout particulièrement la ville de Meaux.

J'ai fait reproduire une estampe du graveur N. Ponce, consacrant le souvenir de la cérémonie qui eut lieu à l'hôtel de ville de Meaux le 6 novembre 1789, pour la remise, au nom des habitants de la cité, d'une médaille d'or à Nicolas Tronchon, cultivateur à Fosse-Martin, en reconnaissance de ses bienfaits pendant la disette de 1789.

La reproduction de cette gravure, devenue rare, est accompagnée de documents intéressants qui se rapportent au même fait, dont les détails, aussi bien que la tradition, doivent être précieusement conservés.

A. LE BLONDEL

Meaux, le 15 Mai 1878.

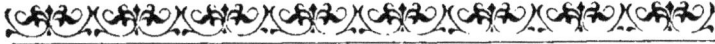

NICOLAS TRONCHON

Un des hommes dont le pays Meldois s'honore à juste titre et dont le nom est resté des plus estimés au milieu de la vieille culture briarde, — qui a, elle aussi, ses quartiers de noblesse, — Nicolas Tronchon, naquit à Marcilly le 15 juin 1759.

Fils de Nicolas, laboureur, et de Nicole Marest, on le baptisa le même jour; pour parrain, il eut M. Louis Dupré, secrétaire du roi, qui habitait la paroisse de Saint-Soupplets, et pour marraine, son aïeule, la veuve de Jean Marest, de Fontaine-les-Nonnes.

Malgré cette qualification modeste de *laboureur*, Tronchon père, ne laissait pas d'être un cultivateur aisé et éclairé; il plaça son fils au Séminaire-Collège de Meaux, voulant qu'il acquît une instruction solide. A la fin de ses humanités, le jeune homme fut envoyé à Paris d'où il revint avocat en parlement. En 1786, le 25 janvier, l'avocat était pourvu d'un office de Conseiller du roi, élu en l'élection de Meaux, que la mort de Claude Grignon avait

laissé vacant. Ces fonctions ne devaient pas le détourner
de la profession paternelle, vers laquelle, il se sentait au
contraire attiré d'une façon irrésistible; Nicolas Tronchon
mena de front les questions juridiques et la culture de la
ferme de Fosse-Martin, située dans la paroisse de Reez,
dépendant du bailliage et de l'élection de Meaux (1).

A la suite de la mauvaise récolte de 1788, la disette des
grains sévissait cruellement l'année suivante et la ville
était menacée de famine. Le fermier de Fosse-Martin avait
eu des blés abondants qu'il eût pu vendre à des prix
extrêmement avantageux; mais Tronchon voyait de près
et chaque jour la misère de ses concitoyens ; il songea
d'abord à parer à la calamité du moment. Il ouvrit ses
greniers, procura aux habitants de Meaux le blé qui leur
manquait et approvisionna les marchés à des prix très
modiques.

C'est uniquement à sa sollicitude généreuse qu'est due
la tranquillité relative dont jouit notre contrée pendant
cette période sinistre où l'on vit, comme au temps de la
Jacquerie, des bandes armées parcourir la campagne, pil-
lant les châteaux, les fermes, et ne reculant pas même
devant l'assassinat.

L'orage passé, les Meldois reconnaissants firent graver
en l'honneur de Nicolas Tronchon une médaille d'or qui
lui fut décernée en séance solennelle le 6 novembre 1789.

Cette médaille valait de 300 à 400 francs; les Alliés pa-
raît-il ne l'ont pas respectée lors de l'occupation de la
ferme de Nicolas Tronchon, en 1814. M. Amédée Dassy en
possède un exemplaire en bronze ; c'est un ovale de 43 ^{m}

(1) (Aujourd'hui du canton de Betz (Oise).

sur 33 ᵐ; d'un côté se trouvent les armes de Meaux; au revers on lit, au dessus de deux gerbes croisées : *Pro annona largiter effusa in tempore duro.*

Cet acte de désintéressement si honorable pour le fermier de Fosse-Martin eut un très grand retentissement par toute la France et pour en perpétuer le souvenir, deux artistes de mérite furent chargés de reproduire par la gravure (1) le moment où la municipalité meldoise remet à Nicolas Tronchon la médaille que nous venons de décrire.

Plus tard, le 29 décembre 1790, la Société royale d'agriculture décernait à son tour, en séance publique, une médaille d'or à Nicolas Tronchon, qui se vit aussitôt entouré de popularité, ainsi que de l'estime publique et de l'affection qu'il méritait. Les vertus de cette âme d'élite faisaient l'admiration de la contrée. Dévoué pour le bien public, secondé par une épouse digne de lui, Marguerite-Suzanne-Charlotte Prévost (2), l'avocat-fermier répandait constamment les bienfaits ; il eut bientôt à défendre les droits de ses concitoyens sur un autre terrain. En 1790, lors de la nouvelle division de la France, Dammartin fit partie du département de l'Oise. Tronchon devint l'un des administrateurs de ce département. Elu l'année suivante à l'assemblée législative, il siégea parmi les constitutionnels, abordant avec succès la tribune sur des questions agri-

(1) L'estampe que nous reproduisons aujourd'hui, dont l'idée première est due à Ferdinand Dehon le jeune, ouvrier menuisier, natif de Meaux, qui prit du service et devint officier du génie, a été dessinée par Meunier et gravée par Nicolas Ponce.

(2) Née à Vincy-Manœuvre le 29 octobre 1754, Mᵐᵉ Tronchon était alliée aux Prévost de Longpérier.

2.

coles et des questions financières ; il s'éleva contre la conduite tenue par Manuel le 20 juin 1792, et défendit avec non moins de courage le ministre d'Abancourt, attaqué par les Girondins.

Au dix août 1792, c'est dans ses bras qu'un grenadier remit le dauphin, au milieu de cette séance orageuse où Louis XVI et la famille royale cherchèrent un refuge auprès des députés. « C'est un dépôt sacré, lui dit le soldat du roi, mais je sais à qui je le confie. »

Tronchon était à ce moment l'un des secrétaires de l'Assemblée. Abandonnant alors la vie politique, il ne se mit pas sur les rangs pour entrer à la Convention et ne reparut à la Chambre que pendant les Cent jours, au milieu des défenseurs de l'indépendance nationale.

Quelques années auparavant il avait reçu de Napoléon Ier la croix de la Légion d'honneur, rare distinction à cette époque.

Député de l'Oise de 1817 à 1822, Nicolas Tronchon se signala par la sagesse de ses principes et par des vues libérales qui lui avaient valu l'amitié de MM. de Girardin (d'Ermenonville) et Dupont (de l'Eure). Il s'était prononcé notamment contre les lois d'exemption et contre la loi d'élection de 1820 dont il signala les inconvénients dans une brochure qui fut remarquée. Pourtant il ne fut pas réélu à la chambre septennale, et lorsqu'il se porta ensuite candidat à Meaux, il échoua en face du général Lafayette. Mais le département de l'Oise devait le récompenser une fois encore de ses services et de la fermeté qu'il avait montrée vis-à-vis d'un ministère en contradiction avec les véritables intérêts de la nation.

En 1827, il était élu par l'arrondissement de Compiègne. Membre du Conseil général pendant plus de 30 ans, maire de Réez et Fosse-Martin, membre de la société d'agriculture de Meaux, etc., partout il dirigea ses efforts vers l'amélioration du sort du peuple, diffusion de l'instruction et les progrès de la culture. On lui doit la fondation de plusieurs écoles d'enseignement mutuel (1); comme agriculteur on sait qu'il contribua à la propagation de l'éducation du mérinos.

Cet homme de bien, ce philanthrope éclairé, cet ami sûr, s'est éteint à la suite d'une maladie de langueur, à Saint-Soupplets, le 7 novembre 1828, laissant de nombreux et honorables descendants ; il eut la douleur de voir son épouse et son fils aîné le précéder au tombeau.

M. Bully, alors principal du collège de Meaux, a prononcé des paroles d'adieu sur la tombe de Nicolas Tronchon, et la presse fut unanime pour exprimer les regrets inspirés par la mort du vertueux citoyen qu'un de ses fils, André Tronchon, allait remplacer à la chambre des députés (2).

On connaît quelques discours imprimés de Nicolas Tronchon, une *Réponse à un électeur de l'Oise* (Paris, Fain, 1816, in-8°); *Des opinions sur divers sujets*, notamment sur le refus d'un nouveau délai réclamé en fa-

(1) Nous pouvons citer dans notre arrondissement les écoles de Puisieux et de Saint-Soupplets.

(2) Ce fils, né en 1781, mort à Champfleury (Puisieux) en décembre 1846, agriculteur distingué, chevalier de la Légion d'honneur, a été réélu quatre fois député de Compiègne, bien qu'habitant le département de Seine-et-Marne. En 1829 il avait voté l'adresse des 221 et l'année suivante il signa la protestation contre les ordonnances de uillet.

veur des émigrés pour satisfaire leurs créanciers (Paris, Fain, 1817. in-8°). *Considérations sur les élections* (Paris, Delaunay 1817, in-8°). Son discours contre l'expulsion de Manuel a été lithographié en 1823.

Au bas de son portrait lithographié, de format grand in-8°, on lit cette légende :

M. TRONCHON,

DÉPUTÉ DU DÉPARTEMENT DE L'OISE,

Elu en 1817.

La ville de Meaux a rendu un nouvel hommage à cette mémoire qui lui est chère : l'ancienne rue de la Halle porte, depuis longtemps déjà, le nom de Tronchon.

On l'a dit, la bienfaisance des Meldois est proverbiale, et depuis le bon bourgeois Jean Rose qui vivait au XIVe siècle jusqu'à madame Dassy-Desmarchais, une longue liste de bienfaiteurs remplit nos annales locales. Me sera-t-il permis, en terminant cette note biographique consacrée à Nicolas Tronchon, d'exprimer le regret que les noms de ces bienfaiteurs ne soient pas inscrits en lettres d'or dans l'enceinte de l'hôtel-de-ville de Meaux?

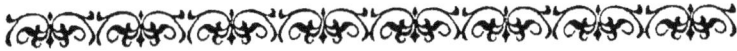

EXTRAIT

DES REGISTRES DES DÉLIBÉRATIONS ORDINAIRES

DU BUREAU MUNICIPAL DE LA VILLE DE MEAUX

POUR LES ANNÉES 1789 ET 1790

Le samedi 26 septembre 1789, M. Bonnard l'un des officiers municipaux chargé spécialement des subsistances a
représenté que M. Tronchon, laboureur à Fosse-Martin,
paroisse de Reez, s'était distingué et avait montré constamment le plus grand zèle pour subvenir aux besoins de
cette ville dans la circonstance de la disette des grains, et
qu'il lui paraissait convenable de reconnaître d'une manière éclatante un pareil dévouement.

Le Comité, délibérant sur la représentation de M. Bonnard et considérant que, depuis la proclamation du
24 août dernier dans laquelle il rend justice au patriotisme de M. Tronchon, la ville de Meaux a reçu et reçoit
encore de nouvelles preuves de l'attachement de ce zélé
citoyen par de fréquentes et abondantes provisions de
grains qu'il procure à la dite ville de Meaux :

A arrêté que, par les ordres et au nom de la municipalité et des adjoints qui composent le comité de cette ville,
il serait frappé en l'honneur de mon dit sieur Tronchon,

laboureur à Fosse-Martin, une médaille en or sur laquelle
on mettrait d'un côté les armes de la ville de Meaux et
de l'autre cette inscription (1) : *Pro annona largiter effusa
in tempore duro.*

Que cette médaille lui serait adressée par la municipalité et le comité avec une expédition de la présente délibération, et que le dit sieur Tronchon serait invité d'at-
tacher la dite médaille avec un ruban rouge et vert, cou-
leurs de la ville de Meaux.

Signé : DUCHESNE , président, ROCHARD père, BONNARD,
POURCELLE, LEPELLETIER, DUJAY, DUMEY, PRÉVOST, LEFÉVRE,
DASSY, COURTIER, DEVAUX, GODARD DE SAPONAY, GIRAULT,
DUVIVIER DE BELOU ET SAUVÉ.

Le 4 novembre 1789, a été arrêté que MM. Bonnard et
Castellas iraient en députation chez M. Tronchon pour
l'inviter à venir à Meaux recevoir la médaille qui lui avait
été décernée par une délibération du 26 septembre dernier, et qu'ensuite de l'arrivée de M. Tronchon, l'on nom-
merait des députés choisis tant parmi les maire et échevin et membres du comité actuel, que parmi ceux de Messieurs qui composaient l'ancien comité, pour conduire
M. Tronchon à l'hôtel-de-ville le vendredi 6 de ce mois,
où la médaille décernée en sa faveur lui serait présentée
conjointement.

(1). En voici la traduction qui est consignée sur le procès-verbal :

> *Pour avoir largement*
> *Dans un temps difficile*
> *Nourri de son froment*
> *La campagne et la ville.*

Signé : Castellas, Duclerc, D. Lavie, Rochard, Sauvé, Dujay, Navarre, Leblocteur, Duvivier de Belou, Lepelletier, Bonnard, Thiboust, Martin et Mangin.

Le 5 novembre 1789, Messieurs ayant composé l'ancien comité ont été invités par billets de vouloir bien se trouver demain 10 heures, en l'hôtel de ville, pour être présents à la présentation de la médaille gravée en exécution de la délibération prise le 26 septembre dernier. Signé : Castellas, Navarre, D. Lavie, Dujay, Rochard, Thiboust, Bonnard, Godard de Saponay.

Le 6 novembre 1789, MM. les Maire, Echevins et membres du Comité actuel assemblés; y sont aussi venus Messieurs ayant composé l'ancien comité, auxquels a été fait lecture de la délibération par nous prise le 4 de ce mois et du succès qui l'avait suivi : En conséquence, a été de concert avec ces Messieurs arrêté qu'il serait nommé deux députés pris l'un dans les officiers de la municipalité et dans le comité actuel, et pareil nombre de Messieurs ayant composé l'ancien. Et ce exécutant, M. Rochard échevin, M. Godard de Saponay, M. le prieur de Chaâge et M. Deveaux ont été nommés députés pour inviter M. Tronchon à se rendre à la ville. Signé : D. Lavie, président, Rochard père, Duclercq, Veillet-Deveaux, Lefèvre, Dumey, Sauvé, Girault, Martin, Leblocteur, Godard de Saponay, Castellas, Bonnard, Lepelletier et Thiboust.

Et le même jour 10 heures du matin, M. Dujay, au lieu de M. Godart de Saponay, et Rochard, échevin, accompagnés de M. le prieur de Chaâge et de M. Deveaux, députés à cet effet, ayant amené M. et M\ :me Tronchon à l'hôtel de ville, l'un et l'autre ont été invités à prendre séance; eux assis et tous les membres tant de l'ancien que du nouveau comité, M. le Président a ouvert la séance par un discours dans lequel, en rappelant la délibération du 26 septembre dernier et ce qui l'avait motivée, il a témoigné, au nom de la commune, la reconnaissance qui lui *(sic)* était due; lecture a été faite aussi de la délibération du 26 septembre, ensuite M. le Président a présenté au nom de toute l'assemblée la médaille, et la lui *(sic)* a attachée avec le ruban rouge et vert, conformément à la délibération qui l'avait décernée.

M. Tronchon s'est levé et a prononcé un discours contenant l'expansion des sentiments les plus patriotiques et les assurances que ce que nous appelions subvention de sa part serait peut-être par une fatalité qu'on ne saurait prévoir, au dessous de nos besoins mais jamais au dessus de sa bonne volonté.

Le vice-président a terminé par une félicitation de réunir avec M. Tronchon, la compagne et l'émule de ses vertus, et par le désir unanime que la providence en secondant nos vœux, prolongeât l'utile existence de l'un et de l'autre, et les fit revivre ensuite dans une postérité digne d'eux.

Il a été arrêté que le discours de M. le président serait transcrit sur le présent registre, que M. Tronchon serait invité à nous donner une copie de celui par lui prononcé, pour être également transcrit sur le registre, ainsi que celui du vice président.

Il a été également arrêté que M. et Mme Tronchon seraient reconduits par MM. Bonnard et Castellas.

Signé : Leblocteur, Navarre, Rochard, Thiboust, Martin, Sauvé, Castellas, Duclercq et Lepelletier.

Suivent les discours prononcés par M. le président du comité et M. Tronchon relativement à la médaille frappée en l'honneur du dit sieur Tronchon, et qui lui fut présentée en présence des deux comités par Dom Lavie, prieur de St-Faron.

DISCOURS DE M. LE PRÉSIDENT DU COMITÉ.

Il n'est, Monsieur, aucun bon citoyen qui ne prenne part à la joie publique, quand il voit tous les ordres se réunir pour rendre hommage à un de ces hommes intéressants que le ciel a fait naître pour multiplier parmi nous les bienfaiteurs de l'humanité.

C'est ici, Monsieur, la vraie cause de l'allégresse que chacun de nous ressent en ce moment. Au seul nom de Tronchon, que vous avez su nous rendre si cher, tous les membres respectables de l'assemblée sentent réveiller en eux les plus agréables souvenirs; tous se font fête de posséder en vous, en ce moment, le cultivateur laborieux, l'homme bienfaisant, le citoyen utile.

Non, Monsieur, le temps n'effacera jamais de notre mémoire les services essentiels que vous rendez depuis plusieurs mois à cette cité; nous nous rappellerons toujours avec attendrissement ce nombre presque infini de malheureux que vous avez soulagés, quand vous eûtes la générosité de mettre votre récolte à bas prix pour la rendre utile aux classes les plus indigentes de la société. Nous serons toujours pénétrés de la plus vive sensibilité, quand nous nous rappellerons les promesses authentiques que vous nous fîtes de voler, au premier signal, au se-

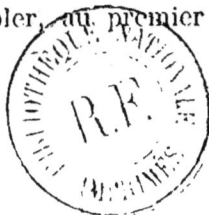

3.

cours des habitants et d'assurer de la totalité de vos grains,
l'approvisionnement de nos marchés.

Qu'il est d'un bien noble désintéressement de se mon-
trer ainsi prodigue pour opérer le bien public! Que c'est
être sur la terre une bien vivante image de la divinité,
que de savoir, comme vous faites, user du pouvoir pour
faire des heureux !

Que j'aime à vous envisager, Monsieur, sous cette inté-
ressante perspective! Que j'aime à servir d'interprète au
corps municipal et aux membres respectables des deux
comités que votre gloire rassemble! Que j'aime à publier
les obligations importantes que nous vous avons! Que
j'aime à faire l'éloge de votre bienfaisance !

Par elle, Monsieur, vous avez acquis des droits impres-
criptibles à l'estime publique; par elle, vous avez élevé au
fond de nos cœurs un monument mille fois plus durable
que tous ceux que le ciseau de l'artiste imprime sur le
bronze et sur l'airain; par elle, vous vous frayez une
route sûre vers l'immortalité.

Recevez-en le gage en ce moment, en acceptant cette
médaille que la ville de Meaux vient de faire frapper en
votre honneur. Cet hommage national est le prix de vos
vertus patriotiques et le juste tribut de vos bienfaits.

Conservez, Monsieur, ce précieux gage de l'amour des
peuples, comme nos héros conservent les lauriers im-
mortels qui les couronnent. En voyant ce monument de
votre gloire, les héritiers de votre nom, comme de vos
vertus, s'enflammeront de zèle pour contribuer au bien
public, et l'honneur, qu'à votre exemple, ils se feront de
servir la patrie, leur vaudra comme à vous l'immortalité.

DISCOURS DE M. TRONCHON.

Messieurs, lorsque je me suis empressé de fournir à
vos besoins toute la portion de subsistance qu'il était en
mon pouvoir de vous procurer, je n'ai fait que remplir un
devoir sacré pour moi ; je m'estimais même heureux d'être
à portée de contribuer au soulagement des maux affreux
de la disette qui affligeait ma patrie, et je n'avais qu'un
regret, celui de ne pouvoir l'écarter entièrement.

Ces sentiments, Messieurs, ne m'étaient pas particuliers;
vous avez vu plusieurs cultivateurs les manifester comme
moi; beaucoup d'autres, s'ils n'ont pas donné les mêmes
preuves, avaient les mêmes dispositions, et peut-être n'ai-
je eu d'autre avantage sur eux que celui d'être moins
contrarié par les circonstances. Mais, Messieurs, ce n'est
pas à nos faibles secours, c'est à la vigilante activité de
vos soins et à la sagesse de vos mesures que la ville est
redevable du bonheur bien rare de n'avoir eu à gémir
ni sur la qualité, ni sur la quantité d'un aliment dont
presque toute la France a manqué. Pour moi, déjà trop
payé par le plaisir inexprimable que je goûtais à seconder
de toutes mes forces vos vues sages et patriotiques, je
n'attendais aucune autre récompense.

Un tribut d'estime et de reconnaissance aussi flatteur
et aussi éclatant que celui que vous m'avez fait l'honneur
de me décerner, surpasse infiniment le mérite de mes ac-
tions; aussi les expressions me manquent-elles pour vous
témoigner combien je suis pénétré de vos bontés.

Des citoyens aussi reconnaissants que vous l'êtes ne
peuvent manquer de trouver tous leurs concitoyens prêts
à tout faire pour eux; j'y étais déjà disposé par inclina-

tion et engagé par devoir, vous m'avez maintenant enchaîné par les liens de la reconnaissance; je désire cependant, Messieurs, et j'espère même n'avoir jamais à vous prouver mes sentiments dans des circonstances aussi fâcheuses; mais la carrière où peuvent s'exercer le patriotisme et la reconnaissance est une carrière vaste et toujours ouverte. Résolu de ne jamais la quitter, je tâcherai de faire en sorte que la récompense dont vous m'honorez aujourd'hui, si elle est au dessus de mes services, ne paraisse du moins pas au dessus de mon zèle et de mon dévouement.

DISCOURS DE M. LE VICE-PRÉSIDENT EN RÉPONSE.

Rien ne manque plus à notre satisfaction puisque nous réunissons avec vous la compagne et l'émule de vos vertus. La providence sans doute bénira le lien qui vous unit, et, favorable à nos vœux, après avoir prolongé l'utile existence de l'un et de l'autre, elle vous fera revivre dans une postérité digne de vous, en même temps que son influence méritée fécondera le sol que vous continuez à cultiver pour prévenir nos besoins.

M. Leblocteur a joint cet impromptu au nom de l'assemblée :

> En te donnant, Tronchon, cette médaille d'or,
> Nous t'offrons le tribut de la reconnaissance,
> Et pour lui consacrer plus de valeur encore,
> Nous ajoutons nos cœurs; voilà ta récompense.

Un an plus tard, le deux octobre 1790, un exemplaire de la gravure de Ponce fut offert à la municipalité meldoise. Voici la copie textuelle de la délibération prise à cette occasion :

Le Conseil municipal assemblé par la présence de MM. Chéron, Chéchin, Lucy, Robiche et Girault, officiers municipaux et Gouest, procureur de la commune, sont entrés MM. Picout de Vincy, Picout de Manœuvre, D'huiq de Brégy et de Corby de Charny, tous quatre cultivateurs et M. Trémé, greffier de l'Election de cette ville. Les quels, en présentant à MM. les officiers municipaux une gravure qui représente la cérémonie qui s'est observée lorsque le comité de subsistance de cette ville a présenté et donné à M. Tronchon, propriétaire et cultivateur à Fosse-Martin, une médaille en reconnaissance des secours en grains qu'il luy avait procurés dans un moment de disette, ont dit, M. Trémé portant la parole :

« Messieurs,

« Si cette image que nous vous offrons est, pour la pos-
» térité, l'interprète de vos sentiments, l'hommage que
» nous vous en faisons est celui de notre reconnaissance. »

Sur quoi, oui le Procureur de la commune,

L'assemblée après avoir reçu la gravure qui lui a été présentée, encadrée sous verre et à cadre de bois doré, a arrêté qu'elle serait et elle a été placée sur la boiserie de la grande salle de l'hôtel de ville, en face du bureau de la municipalité.

Et pour donner à M. Tronchon et à ses parents successeurs, les témoignages de reconnaissance de la ville, il a

été aussi arrêté qu'il leur serait délivré à chacun expédition du présent procès-verbal, par le secrétaire greffier,
et de suite Messieurs, M. Lucy portant la parole, ont dit :

   « Messieurs, nous acceptons avec plaisir l'offrande que
» vous faites à la ville de cette gravure, elle est l'image
» de votre affection pour M. Tronchon, votre parent, elle
» retrace le moment où il a reçu la récompense d'une
» action qui mérite les plus grands applaudissements, et
» perpétuera le souvenir de ses vertus et de son patrio-
» tisme. Nous ne manquerons pas de l'exposer à l'en-
» droit le plus apparent du lieu de nos assemblées, comme
» un monument capable de porter les âmes bien nées à
» l'imiter. Notre but est aussi d'émouvoir la reconnaissance
» due à la générosité avec laquelle il est venu à notre
» secours. Nous sommes pénétrés de cette justice pour les
» sacrifices qu'il a faits dans un temps où nous avions
» sujet de craindre d'être la victime de la cupidité, et nous
» vous prions, Messieurs, d'être assurés que nous ne ces-
» serons d'imprimer ces sentiments de gratitude dans le
» cœur de nos concitoyens. Nous espérons que vous vou-
» drez bien lui en porter le témoignage. »

   Signé : Chéron, Lucy, Robiche, Bougard, Girault,
Gouest.

ADRESSE

AUX MUNICIPALITÉS.

Voici la reproduction exacte du prospectus qui fut publié pour provoquer des souscriptions à l'estampe de Ponce dont le prix, avec un livret de 24 pages, était fixé à *1 l. 16 sous.*

Cette estampe est devenue rare; on la rencontre encore de temps à autre, mais quant au *livret,* qui reproduisait les procès-verbaux qu'on vient de lire, il est tout-à-fait inconnu aux collectionneurs de la Brie.

ESTAMPE

BIENFAISANCE RÉCOMPENSÉE

CETTE Gravure de neuf pouces de haut sur douze de large, représente la cérémonie qui a eu lieu à l'Hôtel-de-Ville de Meaux, le 6 Novembre 1789, lorsque MM. les Officiers municipaux et Membres des deux Comités successifs, toujours ardens à récompenser le zèle et le patriotisme de leurs concitoyens, ont présenté à M. Tronchon, cultivateur à Fossemartin, une médaille d'or en reconnoissance des secours en grains qu'il a procurés à cette Ville dans un temps de disette.

Cette estampe, gravée sous la direction et par les soins d'un des meilleurs Artistes de la Capitale (M. Ponce), a été présentée à MM. les Officiers Municipaux et Administrateurs du District de Meaux, à MM. les Maires et Officiers municipaux de la Ville de Paris, à MM. les Administrateurs du Département de Seine-et-Marne, ainsi qu'à MM. de la Société Royale d'Agriculture, qui, désirant ajouter à la récompense du désintéressement vraiment patriotique de M. Tronchon, vient aussi de lui décerner une médaille d'or.

Plusieurs Municipalités, persuadées que le moyen le plus sûr pour exciter l'émulation dans le cœur des hommes, est de tenir sans cesse sous leurs yeux l'image de la récompense, et qu'on ne sauroit voir le triomphe de l'homme de bien, sans concevoir le désir de se trouver un jour à sa place, ont fait acquisition de cette estampe, et en ont orné leurs Salles d'assemblée ; leur exemple ne peut manquer d'être suivi dans un temps où l'on sent plus que jamais combien sont intéressans et respectables ces Cultivateurs généreux et désintéressés, qui, après avoir arrosé la terre de leurs sueurs, ne mettent d'autre prix à ses dons, que le plaisir de les répandre, et c'est ce qui nous a déterminé à faire distribuer la présente Adresse.

Cette Estampe, avec un livret de 24 pages, contenant les délibérations, discours et complimens qui ont été faits à l'occasion de ces médailles, se vendent à Paris chez Depueille, rue Saint-Denis, vis-à-vis la rue aux Ours ; au Pavillon du Palais-Royal, proche le bassin ; et chez Mondar et Jean, rue Saint-Jean-de-Beauvais, près celle des Noyers, N° 4.

A Meaux, chez Charles, Libraire, au grand Bossuet, rue Saint-Remy ;

Et à Melun, chez Tarbé, Imprimeur du département.

Le prix de l'Estampe, toute montée sous beau verre avec cadre de bois doré, est de 5 liv., y compris le livret.

Et de 1 l. 16 s. aussi avec le livret, sans être montée.

Nota. On a mis cette Gravure à un prix très-modique, afin que chacun puisse se la procurer.

EXTRAIT

De la feuille contenant le détail des Prix distribués et proposés par la Société Royale d'Agriculture, dans sa Séance publique tenue à Paris le 29 Décembre 1790.

La Société avoit annoncé qu'elle distribueroit dans cette Assemblée des médailles d'or aux personnes qui se seroient distinguées par l'emploi de quelque procédé nouveau ou peu connu, ou qui auroient concouru d'une manière efficace aux progrès de l'Agriculture et au bien-être des Cultivateurs. Ces prix ont été décernés, savoir :

A M. N. Tronchon, Laboureur à Fossemartin, Paroisse de Reez, près Meaux.

Dans des temps de disette, M. Tronchon, déjà recommandable par ses connoissances en économie rurale, mit son grain à bas prix pour fournir à ses Concitoyens indigens les moyens de s'en procurer, offrant en même temps avec empressement, si les circonstances devenoient plus fâcheuses, la totalité de ses récoltes pour approvisionner les marchés de Meaux. Cette ville, en reconnoissance des secours en grains que M. Tronchon lui avoit procurés dans ces circonstances, dont la suite pouvoit devenir si alarmante, lui a décerné une médaille. A cette récompense, qui lui a été donnée au nom de ses Concitoyens, la Société a cru devoir en ajouter une seconde au nom des amis de l'Agriculture et de la vertu, qui sympatise si bien avec l'Agriculture.

A M. Bouchard, Fermier, et Correspondant de la Société, à Veymard, près de Morfontaine, etc.

A Paris, chez BAUDOUIN, Imprimeur DE L'ASSEMBLÉE NATIONALE, rue du Foin Saint-Jacques, N° 31.

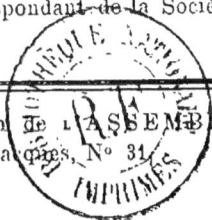

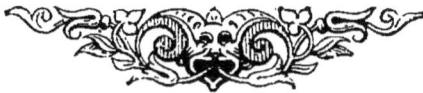

1.

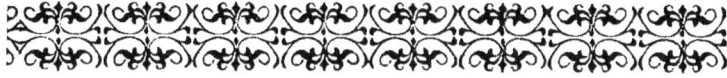

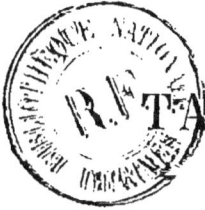

TABLE

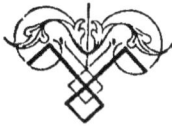

Imprimé par A. LE BLONDEL

MEAUX, 1878

www.ingramcontent.com/pod-product-compliance
Lightning Source LLC
Chambersburg PA
CBHW060509200326
41520CB00017B/4967